DE LA DÉCROISSANCE

DE LA

MORTALITÉ PAR TUBERCULOSE

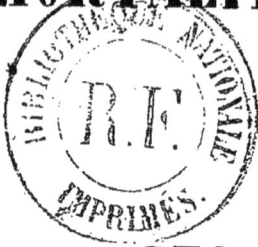

EN ALLEMAGNE

—

SES CAUSES RÉELLES

PAR

Le Dr ARMAINGAUD

PRÉSIDENT DE LA LIGUE FRANÇAISE CONTRE LA TUBERCULOSE
MEMBRE DU CONSEIL SUPÉRIEUR DE L'ASSISTANCE PUBLIQUE
MEMBRE DE LA COMMISSION PERMANENTE POUR LA PRÉSERVATION
DE LA TUBERCULOSE

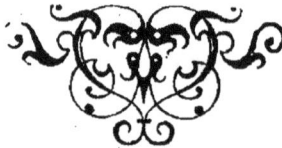

BORDEAUX

IMPRIMERIE G. GOUNOUILHOU

9-11, RUE GUIRAUDE, 9-11

—

1904
Deuxième édition.

signification générale. Elle présente, en outre, l'avantage d'embrasser trois années de plus que la précédente : les années 1898, 1899, 1900, qui comportent précisément des remarques particulières. C'est celle qui est reproduite aux tableaux B et C, et c'est sur elle, et non sur le tableau A, seul connu jusqu'ici, que vont porter mes observations.

On a plusieurs fois cité en France, dans la propagande antituberculeuse, ces chiffres décroissants, si remarquables, en effet, de la statistique allemande, pour mettre en lumière l'influence curative, prophylactique et éducatrice des sanatoriums pour tuberculeux adultes, et pour justifier la place capitale, dominante, que certains leur assignent dans l'armement anti-tuberculeux. Mais personne, à ma connaissance, n'a regardé cette statistique d'assez près pour s'assurer si elle prouve réellement ce qu'on veut lui faire prouver.

On a dit et on répète : « En Allemagne, où l'on a ouvert de nombreux sanatoriums pour tuberculeux adultes, la mortalité tuberculeuse a diminué dans d'énormes proportions, et ce pays perd, chaque année, près de dix-huit mille tuberculeux de moins qu'il y a quinze ans. En France, au contraire, où les sanatoriums populaires pour tuberculeux adultes n'existent pas encore (en 1900), ses ravages restent stationnaires, si même ils ne vont pas en augmentant : tirez les conséquences. »

Un simple coup d'œil jeté sur la statistique prussienne permet de constater qu'elle ne contient pas cet enseignement et que la diminution de la mortalité tuberculeuse n'a aucune connexion avec les sanatoriums. Et c'est dans l'intérêt même de la cause des sanatoriums qu'il importe d'écarter cette méprise, afin d'éviter qu'on ne les défende au moyen d'arguments discutables. Je suis, pour ma part, de ceux qui pensent qu'il y a lieu d'encourager, en France, la fondation d'un certain nombre de sanatoriums pour adultes. Il n'est certes pas démontré qu'il soit nécessaire, même utile ou même possible, ni qu'il soit désirable d'imiter l'Allemagne, qui en fait le rouage principal et, à un autre point de vue, l'étendard éclatant de la lutte contre la tuberculose.

Mais il y a lieu, du moins, de profiter du mouvement qui s'est produit dans ce sens, depuis quelques années, en France, et de favoriser l'initiative privée dans les points du pays où elle a déjà fait ses preuves et ébauché ou commencé à réaliser des projets d'établissements bien étudiés et présentant des conditions sérieuses de succès. Une fois fondés et bien organisés, ces sanatoriums contribueront, pour leur part, à fixer l'attention du public sur la lutte sociale contre la tuberculose. Ils fourniront aussi une excellente école de leçons de choses aux médecins et aux étudiants, comme le pense avec beaucoup de raison M. le professeur Mongour, et aux malades dans une certaine mesure. Il s'y créerait aussi, suivant la remarque de M. le professeur Duclaux, une tradition, et il s'y formerait un personnel.

Et surtout j'ajouterai que, grâce à eux, grâce à l'examen des résultats thérapeutiques bien contrôlés qui y seront constatés, on saurait, dans quelques années, si ces résultats sont tels qu'on doive les multiplier. On saurait si ces résultats sont tels qu'on doive leur consacrer la somme colossale d'efforts et les sacrifices pécuniaires, effrayants par leur chiffre, qui seraient nécessaires pour imiter, même de loin, l'Allemagne. Si, au contraire, l'expérience ne leur est pas aussi favorable, on se bornera alors aux sanatoriums qui fonctionneront déjà, considérés surtout comme œuvres d'assistance, en s'efforçant de les placer dans les meilleures conditions pour qu'ils produisent le maximum d'effet utile.

Tableau A

Relevé statistique de la mortalité par tuberculose pulmonaire
en Prusse de 1880 à 1897.

	1880-86	1887-93	1894-97
1° Allemagne (villes). Nombre des décès tuberculeux pour un million d'habitants....	3436	2896	2421
2° Prusse (Pays tout entier).....	3112	2715	2289

Tableau B

Relevé statistique de la mortalité par tuberculose pulmonaire
en Prusse de 1886 à 1900.

ANNÉES	HOMMES		FEMMES	
	Nombres absolus des décès tuberculeux.	Proportion des décès tuberc. par 10000 habitants.	Nombres absolus des décès tuberculeux.	Proportion des décès tuberc. par 10000 habitants.
1886	47.560	34.19	40.723	28.30
1889	44.160	30.48	38.369	25.55
1890	45.033	30.72	39.053	26.69
1891	42.553	28.90	37.598	24.62
1892	40.400	27.02	35.731	23.08
1893	41.386	27.32	35.591	22.68
1894	39.808	25.92	34.848	21.93
1895	39.675	25.45	34.077	21.14
1896	37.870	24.17	32.503	20.03
1897	37.573	23.70	32.807	19.98
1898	35.283	21.99	30.277	18.23
1899	36.985	22.79	31.423	18.70
1900	37.984	23.14	32.610	19.19

Tableau C

*Relevé statistique de la mortalité tuberculeuse en Prusse de 25
à 30 ans, de 30 à 40 et de 40 à 50, sur 10,000 habitants de
chacune de ces catégories.*

	De 25 à 30 ans.		De 30 à 40 ans.		De 40 à 50 ans.	
	Hommes.	Femmes.	Hommes.	Femmes.	Hommes.	Femmes.
1886....	56.84	34.69	45.60	38.60	56.62	37.71
1889....	33.18	29.86	39.93	34.43	50.09	34.41
1890....	33.33	29.54	40.02	34.77	50.81	34.07
1891....	30.62	28.73	36.94	33.21	47.53	32.43
1892....	28.08	26.91	33.68	30.49	44.34	29.88
1893....	29.35	27.73	34.93	31.05	45.81	30.34
1894....	28.61	27.22	33.36	30.28	44.59	28.64
1895....	29.08	26.84	32.70	29.01	41.86	27.30
1896....	25.84	25.21	31.08	27.12	41.13	26.01
1897....	25.92	25.15	29.93	27.45	39.85	26.12
1898....	24.23	23.11	27.42	24.53	39.69	24.19
1899....	24.95	23.40	27.86	25.48	39.58	24.02
1900....	26.23	25.93	28.90	25.96	39.40	24.61

Tableau D

*Mortalité générale et mortalité par tuberculose en Prusse,
calculée pour 10,000 habitants.*

	ANNÉES					
	1876	1881	1886	1891	1896	1901
Mortalité générale.	256	250	262	230	209	207
Mortalité par tuber-culose	31	31	31	27	22	20

Ceci dit, voici, les tableaux B et C en mains, et sous une forme aussi concise que possible, mes remarques sur la statistique prussienne :

I. — La *mortalité par tuberculose* en Prusse, de *1886 à 1900*, a diminué de plus de 30 %, si l'on tient compte de l'accroissement de la population, et ce pays perd, en 1900, *six mille tuberculeux* de moins qu'en 1893, et *dix-huit mille* de moins qu'en 1886.

Dans le tableau B, si nous divisons cette série de quatorze années en deux périodes de sept années, l'une commençant en 1886 et finissant en 1893, comme celle du tableau A déjà publié en Allemagne, et l'autre comprenant les années 1894-1900, nous constatons ce qui suit :

II. — Les sanatoriums populaires pour adultes sont tout à fait étrangers à la décroissance de la mortalité tuberculeuse pendant la première période (1887-93), *puisqu'ils n'existaient pas encore*, le premier sanatorium populaire ayant été ouvert en 1892-93.

De cette simple constatation se dégagent deux conclusions d'un réel intérêt pratique, c'est que : 1° cette diminution progressive des ravages de la tuberculose est due exclusivement à l'amélioration des conditions économiques et à l'amélioration de la santé publique par les mesures d'hygiène; 2° cette action des influences hygiéniques a été assez puissante et assez rapide pour déterminer, en sept années, une diminution de 20 % dans la mortalité tuberculeuse, procurant ainsi à la population prussienne une épargne annuelle de *douze mille* existences.

III. — C'est pendant cette première période (1887-1893) que la décroissance de la dîme tuberculeuse a été le plus rapide. Elle a été, année moyenne, de 0,91 pour 10,000, soit d'un peu moins d'un décès tuberculeux pour 10,000 habitants, chaque année fournissant 1,600 décès tuberculeux de moins que l'année immédiatement précédente.

IV. — Dans la deuxième période (année 1894-1900), qui correspond à la fondation des sanatoriums populaires, il faut, pour faire sa part à l'influence curative, prophylactique et éducatrice de ces établissements, admettre que les causes de décroissance qui ont agi jusque-là se sont notablement affaiblies dans leur action. En effet, si elles avaient continué à agir avec la même puissance, elles auraient produit, aidées maintenant de l'action des sanatoriums, une décroissance encore plus marquée et plus progressive dans la mortalité tuberculeuse. Et cette décroissance devrait être d'autant plus accélérée, qu'il est dans la nature même de toute mesure efficace contre la tuberculose d'avoir une efficacité progressive et croissante. En effet, lorsqu'une mesure d'hygiène publique ou privée, sociale ou individuelle, supprime une maladie non infectieuse, dix, vingt, cent cas de maladies non infectieuses, elle ne supprime qu'un, dix, vingt, cent cas de ces maladies; mais une mesure d'hygiène qui supprime un cas, dix cas, cent cas d'une maladie microbienne et transmissible, comme la tuberculose, supprime un, dix, cent foyers de tuberculose.

Or, c'est le contraire qui est arrivé : dans cette seconde période de sept années, la diminution annuelle moyenne de la mortalité tuberculeuse, au lieu d'être progressive se ralentit; au lieu d'être supérieure à 0,91 pour 10,000 habitants, chiffre de la période précédente, elle est inférieure et descend à 0,55; au lieu d'une diminution annuelle moyenne de 1,600 décès tuberculeux par rapport à l'année qui la précède, chaque année ne donne qu'une diminution de 900. *Bien plus, si nous envisageons non plus la mortalité générale tuberculeuse portant sur tous les âges, mais spécialement les trois*

catégories d'âges qui fournissent précisément les ma-
lades recueillis dans les sanatoriums (de 25 à 30 ans,
de 30 à 40, de 40 à 50 ans) (tableau C), nous constate-
rons alors que le *ralentissement* de cette décroissance
de la mortalité tuberculeuse s'y observe également, même
sans tenir compte des deux dernières années de cette
seconde période, qui accusent non plus seulement une
moindre décroissance, mais un *accroissement* de la
mortalité tuberculeuse par rapport aux années immédiatement précédentes.

V. — Cette statistique (tableau B), ainsi complétée
jusqu'à l'année 1900, nous apporte, en effet, un ren-
seignement nouveau : la mortalité tuberculeuse y passe
de 20,11 pour 10,000 habitants qu'elle était en 1898
à 20,78 en 1899 et à 21,16 en 1900, donnant lieu à
2,000 décès de plus qu'en 1899 et à 5,000 décès de
plus qu'en 1898[1].

Quelles peuvent être les causes de cette augmentation? *A priori*, on ne peut les chercher, semble-t-il, que
dans l'aggravation des conditions qui avaient déjà
amené, pendant les cinq années précédentes, un ralentissement dans la décroissance progressive de la léthalité tuberculeuse chez les adultes, conditions qu'il serait
très utile, pour l'Allemagne comme pour nous, de pou-
voir déterminer.

Quoi qu'il en soit, les sanatoriums allemands ne sau-

[1] Les organisateurs allemands des Congrès pour la lutte contre la
tuberculose n'avaient rien fait jusqu'à ce jour pour nous éclairer complè-
tement sur la marche de la mortalité tuberculeuse; loin de là, ils nous
avaient distribué, au Congrès d'octobre 1902, un relevé où, par suite de
l'englobement des mauvaises années dans les bonnes, on nous laissait
ignorer l'augmentation réelle des deux dernières années 1899 et 1900.
(Voir dans la présente brochure page 7, tableau D, et page 14, le
Post-Scriptum.) Mais depuis la première publication du présent travail,
M. Kirchner, le savant directeur des affaires médicales au ministère prus-
sien de l'instruction publique, a reconnu que « *le nombre des morts par
tuberculose a repris, depuis 1899, un mouvement ascensionnel* »
(Société allemande d'hygiène publique, réunion de 1903 à Dresde, *in
Presse médicale*, du samedi 23 janvier 1904).

raient être responsables de l'erreur de ceux qui, faute d'une statistique aussi explicative que celles que nous publions dans les tableaux B et C, ont cru qu'on devait leur attribuer une part prépondérante dans la décroissance de la mortalité tuberculeuse en Prusse, alors que cette diminution est antérieure à leur fondation, et qu'elle a été moindre depuis qu'ils fonctionnent.

Ce ralentissement dans la décroissance, d'ailleurs, ne peut pas plus leur être attribué que la décroissance elle-même observée dans la période précédente, à moins, toutefois, que l'on ne s'arrête à l'explication non absolument invraisemblable que voici : l'accroissement de mortalité tuberculeuse, constaté en 1899 et en 1900, pourrait être dû à un relâchement dans l'application des mesures d'hygiène générale occasionné par la préoccupation trop exclusive des sanatoriums. Ceux-ci auraient absorbé, au détriment de ces mesures préventives, et détourné à leur profit tous les soins et toutes les ressources de l'activité antituberculeuse, comme l'on voit en France, depuis un an environ, l'intérêt, l'activité et les ressources se détourner un peu des *sanatoriums populaires* au profit des *dispensaires*. Si l'on écarte cette explication, ce ralentissement dans la décroissance de la mortalité tuberculeuse en 1899 et 1900 ne prouve qu'une chose, c'est que les sanatoriums sont de date trop récente pour avoir encore fourni la preuve qu'ils peuvent réduire notablement le chiffre des décès tuberculeux, et qu'ils peuvent, dans des proportions sensibles, faire autre chose de plus, en trois mois de séjour, que de prolonger plus ou moins longtemps la vie des tuberculeux; ce qui est peut-être d'autant plus facile qu'ils ont été choisis, en grande partie, parmi les moins sérieusement atteints, parmi les pré-tuberculeux douteux, quelquefois même parmi les simples bronchitiques, dans les polycliniques où se fait la sélection.

Ce qu'il sera tout aussi utile, mais assez difficile de

faire, sera de mettre hors de doute l'efficacité prophylactique et éducatrice des sanatoriums, et cela pour ce même
motif qu'on a maintenu chez eux et écarté du sanatorium, jusqu'ici, les tuberculeux dangereux pour leur
entourage, ceux dont l'éducation hygiénique aurait été
le plus nécessaire. En dehors des preuves directes de
cette efficacité, *il faudra que la décroissance des décès
tuberculeux soit désormais bien forte et notablement
plus accélérée que dans les quatorze années 1886-1900,
pour qu'on ne puisse pas confondre l'action des sanatoriums avec celle des causes qui ont suffi jusqu'ici, en
Prusse, à diminuer très notablement cette mortalité* (1).

Preuves directes et preuves indirectes seront lon-
gues à établir, et il faudra savoir attendre. Heureusement, pendant ces années d'attente et pendant que
fonctionneront les différents sanatoriums déjà ouverts
ou qui vont s'ouvrir d'ici quelques années, nous avons,
en France, à notre immédiate disposition, d'autres
moyens de lutter contre la tuberculose, qui ont l'avantage d'être moins coûteux. Nous avons d'abord les
sanatoriums maritimes, qu'il faudrait aider beaucoup
plus qu'on ne le fait. Nous avons à continuer, avec
plus d'ardeur que jamais, l'éducation sanitaire et prophylactique du public, déjà heureusement commencée
par la Ligue française contre la tuberculose, par
ses filles, les Ligues locales et régionales et la Société
de préservation contre la tuberculose. Nous avons les
dispensaires antituberculeux qui paraissent devoir ren-
dre de grands services. Et nous avons enfin et surtout,
à notre portée, une autre pièce de l'armement antituberculeux qui, comme les précédentes, est d'autant plus
précieuse, qu'en nous défendant contre la tuberculose,
son actionnement nous défendra contre toutes les maladies évitables. Ce sont les mesures d'hygiène publique

(1) Cette diminution de la mortalité tuberculeuse est si bien due à
l'amélioration des conditions d'hygiène, que nous voyons la *mortalité
générale*, en Prusse, suivre la même décroissance.

et l'application méthodique et énergique de la législation et des règlements sanitaires, dont la statistique allemande que je viens d'analyser met précisément en lumière la puissante efficacité contre la tuberculose.

Rapprochée, en effet, de la diminution si saisissante de la mortalité tuberculeuse en Angleterre, cette décroissance de la léthalité tuberculeuse en Allemagne répond également à ceux qui ont semblé objecter que les mesures générales d'hygiène publique sont lentes dans leurs effets. On voit, par l'exemple plus récent de l'Allemagne, qu'il n'en est rien. La méthode anglaise n'a certes pas été aussi lente qu'on veut bien dire, à produire les résultats que nous connaissons, car l'organisation sanitaire anglaise n'a été réellement constituée qu'il y a vingt-cinq ans. Mais la rapidité avec laquelle, en sept années, on a obtenu en Allemagne une diminution si sensible de la mortalité tuberculeuse, par des mesures qui ne visaient que la santé publique en général, nous fait pressentir avec quelle promptitude nous pouvons espérer diminuer, en France, les ravages de la tuberculose. Il suffira, pour atteindre ce but, que les pouvoirs publics considèrent enfin que leur participation directe et active à la lutte contre la tuberculose est un devoir d'Etat. Il suffira qu'ils comprennent la nécessité non seulement d'assurer l'application de la loi sanitaire récemment votée et applicable à partir du 17 février 1903, mais encore de la compléter en instituant un corps d'inspecteurs compétents, et d'orienter le fonctionnement des institutions sanitaires générales vers la lutte systématique et méthodique contre ce grand fléau des nations.

CONCLUSIONS

1° Dans l'organisation de la *défense sociale contre la tuberculose*, imitons sans hésitation et avec un énergique esprit de suite, parmi les mesures prises par l'Allemagne, celles dont l'efficacité est prouvée, à savoir : les mesures d'hygiène publique, législatives, administratives, collectives et individuelles, qui ont procuré dans ce pays, comme en Angleterre, une décroissance très sensible et assez rapide de la mortalité tuberculeuse. Réservons pour leur mise en action et pour l'application de la loi nouvelle *sur la protection de la santé publique*, la plus grande part des ressources budgétaires, publiques, collectives ou individuelles dont nous pouvons disposer et celles qu'il faudra trouver pour cette lutte.

2° Sachons utiliser avec méthode et avec une activité croissante les autres organismes de la lutte antituberculeuse qui existent déjà chez nous, et pour l'établissement ou le développement desquels les autres nations ont eu à nous imiter, mais dans le fonctionnement desquels elles vont bientôt nous dépasser si nous n'y prenons garde.

3° Attendons, au contraire, avant de songer à imiter l'Allemagne dans l'institution des sanatoriums pour adultes, considérés comme organismes prépondérants de la lutte antituberculeuse, qu'ils aient, dans ce pays même, fourni la preuve qu'ils ont justifié cette place. Après quoi, il resterait encore à examiner si leur généralisation est possible et désirable en France.

D'ici là, bornons-nous à suivre avec un intérêt sympathique et très attentif les résultats que pourront donner chez nous les sanatoriums populaires déjà ouverts ou qui seront bientôt établis dans le voisinage de quelques villes populeuses et des centres d'enseignement médical.

POST-SCRIPTUM

La Note qui précède avait été rédigée en octobre 1902, pour être développée à la *Conférence internatio-*

nale de Berlin contre la tuberculose, où j'étais délégué.

A l'issue de cette conférence, il a été distribué aux délégués un tableau en langue allemande comprenant le relevé de la mortalité tuberculeuse en Prusse, embrassant une année de plus — l'année 1901 — que ceux sur lesquels viennent de porter mes observations. Je le reproduis (tableau D, page 7), car il appelle aussi quelques remarques :

I. — La diminution constatée en 1901 dans la mortalité tuberculeuse — diminution qui nous ramène simplement à ce qu'était cette mortalité en 1898 (tableau B, en additionnant les deux sexes) — ne modifie en rien mes conclusions. Je viens, en effet, de montrer que les améliorations dans les conditions d'hygiène de la population prussienne expliquent seules, jusqu'à présent, et la décroissance de la mortalité générale et celle de la mortalité tuberculeuse. Il faudrait que la décroissance de la mortalité tuberculeuse fût beaucoup plus accentuée pour que l'action antituberculeuse des sanatoriums pût être mise en ligne de compte.

II. — Ce nouveau tableau statistique ayant été destiné aux membres d'une conférence contre la tuberculose, venus de tous les points de l'Europe pour se renseigner et s'instruire sur tout ce qui concerne la tuberculose en Allemagne, aurait dû, semble-t-il, être plus complet, plus clair et plus explicatif encore que les précédents. Or, c'est le contraire qui a lieu. Des deux tableaux statistiques prussiens à nous connus jusqu'ici, l'un, le tableau A, portait en bloc sur trois périodes successives, mais comprenait implicitement toutes les années de chaque période, et l'autre, le tableau B, plus complet et le seul vraiment instructif, fournissait le relevé année par année, ce qui permettait de faire des comparaisons utiles.

Le nouveau tableau (D), au contraire, ne porte que

sur les années 1876, 1881, 1886, 1891, 1896, 1901, sans que les renseignements relatifs aux années intermédiaires nous soient fournis. Or, les inconvénients de cet arrangement et de ces omissions inexpliquées et injustifiées des années intermédiaires sont les suivants :

1° Guidé par ce seul tableau (D), on croirait que la décroissance de la mortalité tuberculeuse a été régulièrement continue, sans interruption et sans cahotement, pendant ces vingt années, car nous passons successivement de 31 à 27, de 27 à 22 et de 22 à 20. Ce tableau nous laisse ignorer, en particulier, qu'en 1899 et en 1900, c'est-à-dire dans la période correspondant aux sanatoriums populaires, cette décroissance a été interrompue et a fait place à une augmentation de mortalité qui se chiffre, en 1899, par 2,000 décès, et en 1900, par 3,000 décès de plus que dans les années immédiatement précédentes.

Et nous l'ignorerions encore si je n'avais eu l'idée de demander, il y a quelques mois, à l'obligeance de l'éminent professeur Leyden, un relevé plus détaillé et jusqu'à ce jour inédit (octobre 1902) (tableaux B et C).

2° En compensation, dans ce tableau, où ce qui couvre un côté se trouve en découvrir un autre, le ralentissement dans la décroissance de la mortalité tuberculeuse pendant la période correspondante aux sanatoriums comparé à la période pendant laquelle ils n'existaient pas encore, apparaît avec plus de netteté encore. Car, tandis que la décroissance a été de 13 % de 1886 à 1891 et de 18 % de 1891 à 1896, elle n'est plus que de 8 % de 1896 à 1901.

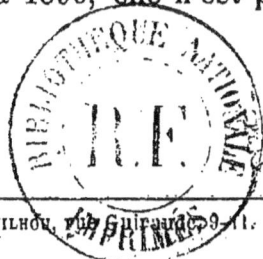

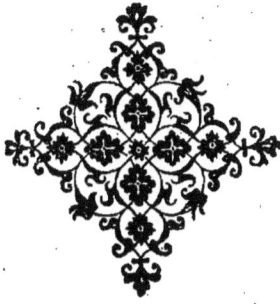

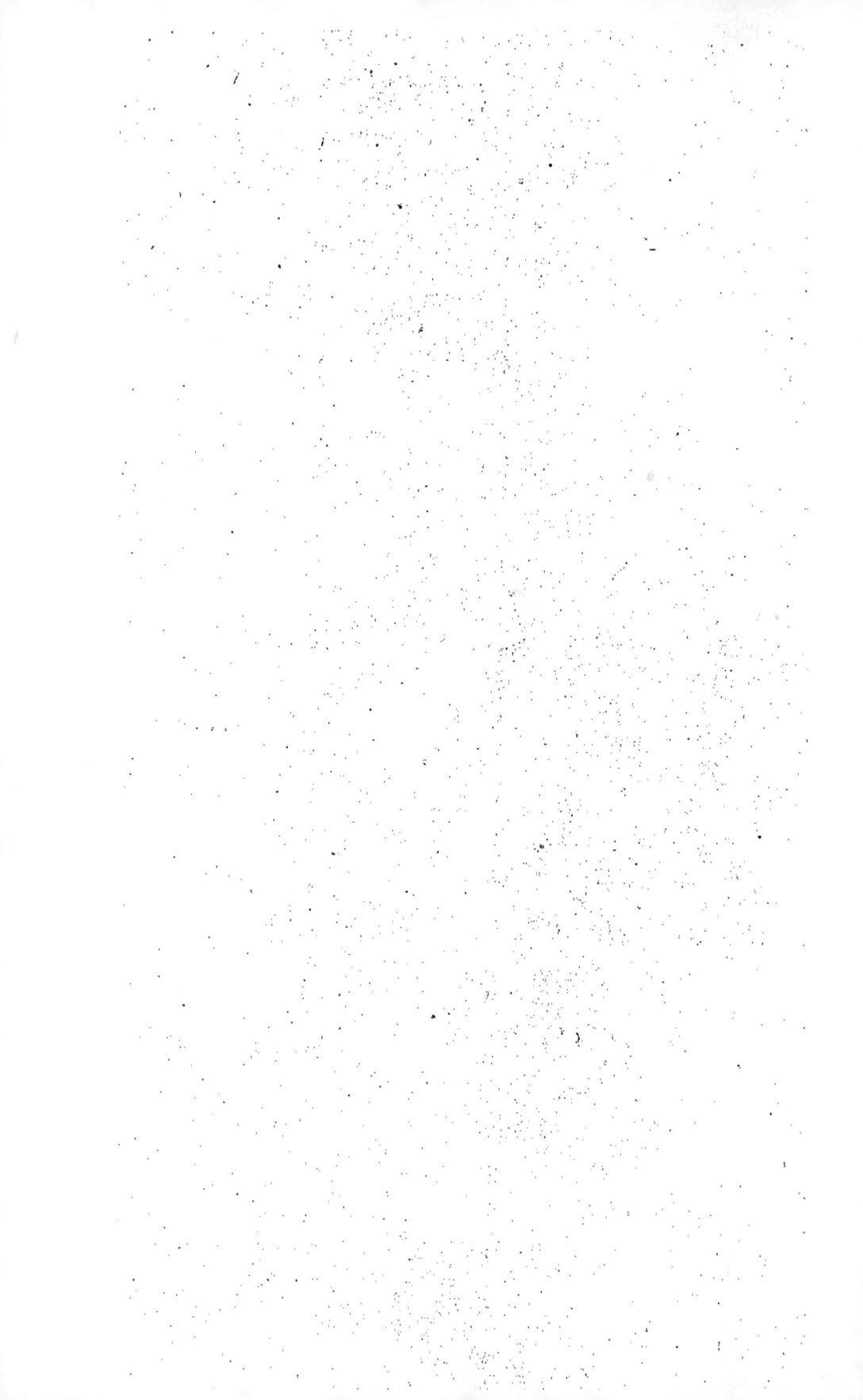

www.ingramcontent.com/pod-product-compliance
Lightning Source LLC
Chambersburg PA
CBHW050400210326
41520CB00020B/6395